AUTOSVEZZAMENTO

Scopri i Benefici dell'Autosvezzamento per Crescere il tuo Bambino Sano e Felice Prevenendo Allergie e Intolleranze

Maria Tecla Mischi

Sommario

Introduzione

Nel 1939 una pediatra statunitense Clara Marie Davis portò alla luce i risultati di un importante studio sull'auto-selezione alimentare condotta sui bambini in età di svezzamento. L'esperimento ne coinvolse alcuni di un orfanotrofio i cui genitori non erano in grado di badare al loro mantenimento. L'intenzione della ricercatrice era quella di scoprire se i bambini, nella fase di cambiamento delle loro abitudini alimentari, potessero essere in grado di scegliere liberamente cosa mangiare. La dottoressa Davis sosteneva che mangiassero male a causa delle rigide regole imposte dalla scienza nutrizionale di quel periodo, che stabiliva orari e quantitativi per garantire un corretto apporto nutrizionale.
Secondo la ricercatrice questa imposizione andava ad inibire la capacità istintiva dei bambini di nutrirsi secondo le proprie esigenze. Così per l'esperimento furono ne

scelti 15 di età intorno ai 6 mesi di vita e 32 alimenti diversi: 22 di origine vegetale e 10 di origine animale, ovviamente nella dieta furono introdotti solo cibi sani.

La scelta sull'età fu dettata dal fatto che, in questo arco di tempo, i bambini non avendo ancora sperimentato il gusto ed il sapore dei vari cibi non mostrassero interesse verso alcun tipo di alimento. Tutti i prodotti erano freschi. Gli alimenti di origine vegetale venivano serviti sia cotti che crudi; nel caso di cottura si prestava sempre molta attenzione a conservare quanto più possibile il valore nutrizionale dell'alimento. I vitti erano proposti tutti al naturale, non venivano mai mischiati e non era prevista nessuna preparazione tipo minestre o zuppe, ciascun alimento veniva servito su un proprio piatto.

Il compito del personale addetto era quello di assecondare la richiesta dei piccoli: mettere nel loro piatto solo ed esclusivamente ciò che richiedevano, anche se la scelta o l'abbinamento tra gli alimenti risultava poco adatto alle abitudini tradizionali. I bambini erano liberi di mangiare con le mani o nel modo che ritenevano più opportuno ed i piatti potevano essere ritirati solo dopo che avevano finito di mangiare. Dopo aver esaminato migliaia di pasti, la ricercatrice giunse alla conclusione che tutti i bambini erano stati capaci di alimentarsi autonomamente in modo corretto sano ed equilibrato; tutti avevano raggiunto uno sviluppo ottimale e tutti avevano manifestato un certo appetito.

Sulla scia dell'esperimento Davis anche il metodo Montessori sostiene la capacità del bambino di autoregolarsi. Il pensiero pedagogico montessoriano, infatti, afferma che egli possiede un potenziale intellettivo notevole ed è proprio nel rispetto del suo sviluppo che l'adulto deve limitarsi ad accompagnarlo nel percorso di crescita, lasciando al bambino la possibilità di esprimersi liberamente.

Considerando che l'alimentazione complementare a richiesta trova fondamento sulla convinzione che il bambino abbia la capacità di gestire in maniera autonoma le sue necessità nutritive, si evince che ciò che accomuna questa forma di svezzamento alternativo al metodo Montessori è quello di educare il piccolo all'autonomia. Valutando i consigli della pedagogista italiana, durante la fase dello svezzamento, sarebbe opportuno procedere secondo le linee guida dirette a sostenere l'autonomia alimentare che prevedono nello specifico:

- Che il bambino disponga di un tavolino basso da svezzamento della sua misura, in modo che egli possa muoversi liberamente ed in totale autonomia. Solo quando sarà in grado di salire e scendere da solo dalla sedia potrà mangiare a tavola con gli adulti;
- Di incoraggiarlo a mangiare rispettando i suoi tempi, ascoltando le sue richieste, lasciandolo libero di assaggiare, scoprire, e se ne manifesta la necessità, anche di mangiare con le mani.
- Essere in grado di apparecchiare in autonomia il proprio tavolino da svezzamento.
- Avere a disposizione una dispensa a misura di bambino che contenga piatti

e stoviglie varie, così da semplificare l'azione nel momento in cui sarà necessario apparecchiare la tavola.
- Coinvolgerlo fin da piccolo nelle attività di casa e fare in modo che mansioni come quella di apparecchiare o pulire diventino un comportamento naturale.
- Servirsi in maniera autonoma quando avrà raggiunto l'età adatta per farlo.

Indipendentemente dalle teorie sostenute o dai metodi adottati, lo svezzamento indica il momento in cui il bambino effettua il passaggio da un'alimentazione esclusivamente liquida ad una che più somiglia a quella degli adulti.

Dal momento in cui si diventa genitori la responsabilità di scelta legata all'alimentazione del bambino diviene una delle priorità che assume particolare rilevanza. Decidere il metodo nutritivo che si considera migliore, significa farsi carico del dovere di assicurare al proprio bimbo una crescita sana e proteggerlo da eventuali malattie in età adulta. In un contesto sociale in cui la varietà di cibo disponibile è senza precedenti, scegliere quali siano gli alimenti migliori per nutrire il bimbo diventa per il genitore un impegno primario ed una responsabilità imprescindibile. Fin dai primi giorni di vita il latte materno (o artificiale) rappresenta la migliore alimentazione per un neonato, almeno fino a quando, all'età di circa 6 mesi, il bambino solitamente viene svezzato. L'Organizzazione Mondiale della Sanità (OMS) non stabilisce un'età precisa e definita per lo svezzamento, poiché i fattori che lo determinano sono variabili e strettamente legati allo sviluppo di ogni singolo bambino. Esistono due modi differenti per svezzare un bimbo: lo svezzamento tradizionale e l'autosvezzamento.

Il primo consiste fondamentalmente nel passaggio da cibi liquidi a cibi semi solidi per poi arrivare a quelli solidi tramite un delicato processo graduale fatto di pappe, puree e creme previste da un'apposita tabella alimentare, attraverso la quale passo per passo il bambino effettua il passaggio da una nutrizione lattea prettamente infantile ad un'alimentazione più solida. Il rischio del metodo tradizionale potrebbe essere quello che al bambino non piacciano determinati gusti o che gli orari imposti non corrispondano alle sue necessità. Queste nuove "regole" potrebbero in qualche modo rappresentare la causa che scoraggia il bambino ad accettare la nuova alimentazione.

L'autosvezzamento, invece, consiste nel passaggio graduale e spontaneo dall'allattamento ai cibi solidi. Una forma naturale attraverso la quale il bambino si avvicina volontariamente all'alimentazione dei genitori. In conclusione, al fine di avere una più chiara comprensione sull'argomento, si ritiene opportuno effettuare un'analisi delle peculiarità che caratterizzano i due diversi metodi di alimentazione mettendoli a confronto ed evidenziandone le principali differenze:

Sull'approccio al cibo

Nel metodo tradizionale: intorno ai sei mesi il bambino inizia ad integrare nuovi cibi attraverso pappe e puree, con orari prestabiliti e alimenti introdotti in base all'età, come previsto dalla tabella alimentare.

Nell'autosvezzamento: il bambino comincia a mangiare gli stessi alimenti dei genitori che però dovranno adeguare la loro alimentazione (soprattutto per quanto riguarda la consistenza) alle esigenze del proprio figlio.

Sul quantitativo di cibo

Nel metodo tradizionale: la dieta nutrizionale del bambino segue inizialmente una tabella alimentare che ne fissa i quantitativi; nei mesi successivi, invece, potrebbe essere anche il genitore a definire la quantità da somministrare in base all'idea di fame che ipotizza possa avere il figlio.

Nell'autosvezzamento: si riconosce fiducia alla capacità del bambino di autoregolarsi: questa opzione conferisce al bimbo la possibilità di scegliere liberamente cosa mangiare nel quantitativo che ritiene opportuno.

Sul passaggio alimentare

Nel metodo tradizionale: il piccolo passa prima da una consistenza liquida ad una consistenza semi solida per arrivare infine a quella solida attraverso un processo graduale.

Nell'autosvezzamento: dal momento in cui si inizia con l'alimentazione alternativa, il bambino è libero di scegliere l'alimento da sperimentare e la consistenza che preferisce.

Sul momento del pasto

Nel metodo tradizionale: il bimbo consuma il pasto da solo, sempre prima dei genitori.

Nell'autosvezzamento: il momento del pasto viene vissuto come un momento conviviale in cui si condivide il cibo e la gioia di mangiare tutti insieme a tavola.

Sull'ordine e la "disciplina"

Nel metodo tradizionale: imboccando il bambino si riesce a gestire la situazione ed il disordine pertanto si riduce al minimo.

Nell'autosvezzamento: all'inizio dell'alimentazione complementare a richiesta, i concetti di ordine e di disciplina saranno solo un ricordo lontano. Il fatto che il bambino sia libero di sperimentare il nuovo cibo gli consente di prenderlo con le mani, toccarlo o giocarci. Questo particolare modo di esplorare gli alimenti, necessario perché il bimbo ne percepisca la consistenza, sarà utile per la sua crescita, anche se meno pratico per l'organizzazione familiare.

Benefici dell'autosvezzamento

"L'alimentazione complementare a richiesta", termine tecnico che indica l'autosvezzamento, è un metodo alternativo allo svezzamento tradizionale e trova fondamento su concetti basilari quali la semplicità e l'autonomia riconosciuta al bambino sulla capacità di autoregolarsi. Introdurre "alimenti complementari" nella dieta del bimbo è un processo graduale , vi si ricorre nel momento in cui la sola alimentazione lattea non è più idonea a soddisfare unicamente le necessità nutrizionali del bambino. Secondo l'Organizzazione Mondiale della Sanità non è possibile definire con precisione un'età in cui lo svezzamento deve avere inizio. La tempistica per l'introduzione di alimenti differenti dal latte, nella dieta del bambino, è notevolmente condizionata da una serie di

fattori individuali che vanno da specifiche esigenze nutrizionali a particolari necessità familiari, passando per il contesto socio-culturale. Tuttavia società scientifiche ed organizzazioni internazionali sono concordi nel confermare che il periodo migliore per iniziare lo svezzamento è dopo i primi 6 mesi di vita del neonato e solo dopo un'adeguata valutazione medica relativa alla crescita e allo sviluppo del bambino stesso.
Uscire fuori dagli schemi tradizionali potrebbe spaventare i neo genitori che spesso si lasciano intimorire dall'autonomia che caratterizza l'autosvezzamento.
Le motivazioni principali che spaventano e scoraggiano la scelta dell'autosvezzamento riguardano sostanzialmente:

- La paura di non poter controllare il regolare apporto nutrizionale;
- La paura di far assaggiare piatti complessi o elementi tradizionalmente considerati "pericolosi".
- Il rischio di soffocamento.

Si tratta realmente di timori e preoccupazioni che inducono così tanta ansia nei genitori che alla fine scelgono il metodo tradizionale pur di non vivere la fase dello svezzamento con angoscia. Oltre alla paura che il bambino non assimili le sostanze nutritive necessarie per la giusta crescita, quello che più spaventa è il rischio di soffocamento. Il terrore che il bambino possa soffocarsi con pezzi di cibo di una consistenza a cui non è abituato è un'angoscia del tutto lecita ma bisogna considerare che questo rischio non riguarda esclusivamente il tipo di svezzamento scelto. Ed è proprio in riferimento a questa paura che sono stati condotti, in ambito pediatrico, importanti studi scientifici a livello internazionale, che hanno dimostrato che i bambini in autosvezzamento non sono esposti ad un rischio di soffocamento più elevato rispetto a quelli che seguono uno svezzamento tradizionale.

Inoltre, grazie agli studi accademici svolti nel contesto nutrizionale, la forma di alimentazione complementare a richiesta comincia a diffondersi sempre di più anche tra le famiglie italiane, grazie alla collaborazione di pediatri e nutrizionisti infantili che coadiuvano i genitori che intendono approcciarsi a questo metodo alternativo di svezzamento.

Sotto questo aspetto l'Italia ha mostrato in passato il suo lato conservatore, essendo stata sempre più propensa ad uno svezzamento di tipo tradizionale. L'essenza dell'autosvezzamento può essere identificata in peculiari concetti fondamentali che ne racchiudono la naturale sostanza. Si tratta di tematiche che riguardano nello specifico: *la gradualità, l'attenzione, la varietà ed infine la fiducia.*

L'insieme di questi elementi, unito al concetto di autosvezzamento, costituiscono un metodo naturale e completo che introduce il bambino alla scoperta di nuovi alimenti.

Gradualità: consiste nel procedere per gradi nella fase nutrizionale del bambino e rappresenta un requisito fondamentale. Tra la fine degli anni '70 e gli inizi degli anni '80 l'Organizzazione Mondiale della Sanità (OMS), grazie ad una serie di studi approfonditi, ha suddiviso in due fasi il ciclo alimentare del bambino.

Nella prima fase si sostiene un regime alimentare esclusivamente liquido. In questo primo periodo il latte materno rappresenta, se disponibile, il miglior mezzo di sostentamento per il neonato. La sua alimentazione inizia subito dopo la nascita e prosegue senza schemi, imposizioni o orari. Il bambino si nutre ad ogni sua richiesta, sia durante il giorno che durante la notte. È fuor di dubbio che le proprietà benefiche del latte materno garantiscano al neonato una crescita sana e completa, oltre che a sviluppare gli anticorpi necessari a difendersi contro le più comuni malattie infantili, grazie alle ricche sostanze naturali nutritive di cui si compone e che non possono essere riprodotte nel latte artificiale.

Nella seconda fase, invece, si sostiene il concetto che affianca cibi semisolidi o solidi all'allattamento. In questa fase è fondamentale rispettare i tempi di ciascun bambino e non forzare il naturale approccio nei confronti del cibo. Secondo l'Organizzazione Mondiale della Sanità (OMS) sarebbe più opportuno, in questa fase, adattarsi alle richieste e alle necessità del bambino piuttosto che interrompere la fase di alimentazione complementare intorno ai due anni come richiesto dalla tradizione.

Il concetto di *attenzione* fa riferimento alla capacità di ascoltare e assecondare le necessità del bambino. Come nel caso dell'allattamento, dopo i 6-7 mesi di vita sarebbe opportuno consentire al piccolo di continuare a mangiare ogni qualvolta lo ritenga opportuno, senza esercitare pressioni né forzarlo sui quantitativi da ingerire. Imporre un regime alimentare rigido con schemi prestabiliti per tipologia di pasto o ad orario comandato, potrebbe compromettere negativamente l'approccio del bambino con il cibo. Se il metabolismo del bimbo, infatti, fosse ancora in fase di formazione, questa sorta di orientamento alimentare imposto o in qualche modo obbligato, potrebbe anche causare una sorta di rifiuto per il cibo. È opportuno ricordare che il consiglio dell'Organizzazione Mondiale della Sanità (OMS) prevede di ricevere alimenti complementari per tre volte al giorno nella prima fase e cinque volte nella seconda fase. Inoltre vengono fissate le caratteristiche fondamentali che gli alimenti complementari dovrebbero avere nei primi approcci che avrà il bambino nei confronti del cibo solido. Nello specifico bisogna fare riferimento:

- Ad alcuni alimenti ricchi di energia.
- Preferire il cibo sicuro, prestando particolare attenzione al biologico in modo da garantire una provenienza naturale e poco trattata.
- Che sia facile da preparare e comunque più vicino possibile all'alimentazione dell'intera famiglia.
- Evitare l'acquisto di alimenti che provengono da località lontane e di cui è difficile, se non impossibile, controllarne la provenienza.
- Di fare attenzione alle etichette e a non spendere cifre considerevoli per

cibi considerati sani ma che in realtà sono industriali.

Quello dello svezzamento è un processo delicato e complesso, attraverso il quale il bambino non provvede semplicemente al proprio sostentamento ma si avvicina ad una nuova dimensione fatta di sapori, di colori, di gusti e di consistenze che saranno considerate informazioni cognitive sensoriali fondamentali.
Un adeguato approccio allo sviluppo alimentare renderà il bambino sempre più autonomo e indipendente. Per questo motivo è molto importante rendere partecipe il bimbo durante il pasto familiare, così che egli possa avere durante la fase di apprendimento un modello da seguire. Così facendo il bambino non solo si avvicinerà in modo del tutto naturale e spontaneo all'alimentazione ma questo particolare metodo, gli consentirà di sviluppare le sue capacità emotive, sensoriali e comunicative.

Varietà: la caratteristica fondamentale che determina l'importanza di variare gli alimenti sta nel fatto che nessuno di essi è completo, nel senso che non esiste un alimento che da solo sia in grado di soddisfare tutte le necessità richieste dall'organismo. Per garantire un corretto apporto nutrizionale, il modo migliore è quello di fornire al bambino una vasta scelta di pietanze. È essenziale ricordare che l'alimentazione deve essere equilibrata e che pertanto è necessario fare in modo che l'organismo assimili un apporto nutritivo corretto relativamente a proteine, zuccheri, grassi, vitamine e sali minerali. Offrire al bambino un'ampia scelta di alimenti significa nutrirlo in modo completo e soddisfacente, oltre che ad arricchire la sua conoscenza ed i suoi sapori. Per una corretta e sana nutrizione sarebbe conveniente seguire la stagionalità dei vari prodotti, così da poter garantire, oltre alla qualità delle proprietà nutritive, anche la freschezza di ciò che mangia.

Grazie alla molteplicità di scelta proposta al bambino, in questa fase di sperimentazione egli potrà individuare la preferenza di determinati gusti scoprendo contemporaneamente se stesso e le emozioni che dal cibo possono derivare ed è pertanto fondamentale che il bambino conosca quanti più cibi e sapori possibili.

Va da sé che preparare e consumare con una certa regolarità pasti salutari determinerà, con molta probabilità, l'apprezzamento ed una naturale preferenza da parte del bambino per questa tipologia di cibi. Non si esclude, nell'autosvezzamento, l'ipotesi di fargli assaggiare anche i cibi un po' meno salutari o con cotture non particolarmente adatte alla sua nutrizione, tipo la frittura, purché non diventi il modo abituale di mangiare. I benefici derivanti da una dieta variegata hanno attirato l'attenzione di numerosi nutrizionisti e pediatri infantili soprattutto dopo che organizzazioni mediche come la Società Europea di Gastroenterologia Epatologia e Nutrizione Pediatrica ed altri enti istituzionali come il Ministero della Salute Italiano, si sono schierati a favore di questo metodo alternativo di svezzamento.

Fiducia: in questo caso, per quanto strano possa sembrare, è necessario fidarsi della capacità del bambino di regolarsi da sé. Nel tentativo di costruire un approccio positivo con l'alimentazione si dovrebbero ascoltare le necessità del bimbo ed assecondare le sue scelte in modo tale da permettergli di sperimentare, di scoprire e di gustare il piacere di mangiare. Il genitore deve essere in grado di accettare un rifiuto e mai forzare il figlio nell'alimentazione. Si evince da ciò che metodi ortodossi come le punizioni o le ricompense, volte ad influenzare emotivamente il bambino o a modificare il suo approccio nei confronti del cibo, spesso irrigidiscono o traumatizzano il rapporto e l'alimentazione stessa.

Scegliere con cura la tipologia di svezzamento per il proprio figlio, quindi il metodo più idoneo a consentire in modo meno traumatico il passaggio da alimentazione liquida ad alimentazione solida, rappresenta una scelta molto intima che coinvolge psicologicamente sia la mamma che il figlio.

Quest'ultimo infatti passa da una relazione di totale dipendenza nutrizionale dalla madre ad una piccola conquista di autonomia alimentare.

Il passaggio ad un nuovo metodo di alimentazione porta il genitore ad assumersi la responsabilità di comprendere qual è il cibo migliore per il nutrimento del proprio bambino. Scegliere con scrupolosa attenzione il metodo dell'autosvezzamento condizionerà positivamente il futuro biologico del piccolo e porrà delle basi solide e salutari per una vita sana.
I benefici dell'autosvezzamento sono numerosi e rilevanti. Tra i principali vantaggi si colloca la certezza che l'alimentazione complementare a richiesta migliora la qualità nutrizionale dell'intera famiglia. I genitori, infatti, consapevoli del fatto che il bambino mangerà lo stesso identico piatto dell'adulto, presterà molta più attenzione alla qualità del cibo, ad una cottura adeguata a preservare le proprietà nutritive e a scegliere ricette sane e salutari.

L'autonomia riconosciuta all'autosvezzamento evidenzia, infatti, quanto sbagliato può essere imboccare il bambino. Al contrario dell'opinione comune, dare da mangiare al bimbo equivale ad annullare il pieno controllo che il piccolo avrebbe su ciò che introduce all'interno della sua bocca. Se ad un bambino viene riconosciuta la possibilità di sperimentare il cibo, anche sotto forma di gioco, egli sarà capace di sviluppare particolari tecniche cognitive e motorie che gli permetteranno di gestire in totale autonomia le diverse consistenze. Altra prerogativa non trascurabile è la libertà riconosciuta al piccolo di sperimentare.

Tra i benefici dell'autosvezzamento si annovera anche la condivisione del cibo e della tavola come un piacevole momento conviviale e prezioso per tutti. Con l'autosvezzamento il ruolo del bambino sarà quello di gestire in totale autonomia il controllo sulla quantità da ingerire, su cosa mangiare nel rispetto dei propri tempi. Questa libertà, di scegliere autonomamente renderà entusiasti i più piccoli che da una parte vivranno il momento del pasto come un momento divertente e spensierato; dall'altra permetterà loro di conoscere i vari alimenti, i vari gusti e le diverse consistenze. Questo ulteriore vantaggio che si esterna in modo del tutto naturale, permette al bambino di sperimentare ed esplorare il cibo con i suoi tempi ed i suoi ritmi. In questa fase vengono coinvolti tutti i sensi quali l'olfatto, il gusto, il tatto, la vista e l'udito. L'importanza dell'autosvezzamento va anche oltre al sostentamento nutrizionale, in quanto, ad esempio, utilizzare le mani per portare il cibo alla bocca permette al bambino di realizzare una coordinazione tra gli occhi e la sua manina. Così come la masticazione di un cibo solido lo aiuterà a sviluppare quella parte di muscoli facciali che saranno importanti più avanti, quando inizierà a parlare. Riconoscere una giusta autonomia al bambino conferisce allo stesso un certo grado di fiducia nelle proprie capacità e nel proprio giudizio, contribuendo in questo modo a costruire e a rafforzare la sua autostima.

Cibi buoni e cibi da evitare

Che una buona e sana alimentazione sia alla base di una qualità di vita migliore è fuori da ogni discussione, ma scegliere gli alimenti giusti per una nutrizione corretta ed equilibrata non sempre risulta così facile.

In una società consumistica come la nostra, messaggi pubblicitari spesso anche contraddittori potrebbero creare un certo disorientamento. Stereotipi convenzionali che intervengono nella classificazione alimentare, solo apparentemente aiutano ad effettuare una scelta ragionata. La verità è che, quando si parla di cibo salutare, c'è ancora tanta confusione. La questione di una corretta scelta alimentare diventa ancora più complessa quando si rivolge allo svezzamento del proprio pargolo.

Si parla tanto di prodotti biologici, di baby food, di cibo ordinario e convenzionale ma è necessario informarsi adeguatamente prima di poter effettuare una scelta ponderata. Ciò che è realmente importante nella valutazione di un alimento sano è quello di avere a disposizione gli strumenti e la consapevolezza necessari per decidere se è opportuno o meno acquistare un determinato prodotto. Il baby food rappresenta realmente la scelta migliore per il bambino o è solo frutto di strategie di marketing? Che differenza c'è tra il cosiddetto cibo per bambini e del cibo normale?

È importante fare una scelta consapevole e soprattutto che non sia condizionata dai numerosi messaggi pubblicitari. Diventa quindi essenziale:

- Valutare con occhio critico tutto ciò che viene proposto dalla grande distribuzione alimentare.
- Distinguere e valutare di volta in volta aspetti positivi e negativi degli

alimenti convenzionali e di quelli biologici.

- Variare gli alimenti per assicurarsi il corretto apporto nutrizionale.

A precisare cosa sia esattamente il baby food interviene la legislazione europea che, contrariamente all'immaginario collettivo che identifica questa tipologia alimentare con i tradizionali omogeneizzati, zuppe, liofilizzati e via di seguito, definisce quali caratteristiche deve avere un alimento per poter rientrare nella categoria del baby food, facendo riferimento in particolare:

- Alla tipologia.
- Alla composizione essenziale relativa al quantitativo minimo o massimo di vitamine e minerali, proteine, grassi e carboidrati.
- Ai residui di antiparassitari consentiti.

Affinché un determinato alimento sia classificato come baby food è obbligatorio che il prodotto sia destinato alla prima infanzia, caratterizzato cioè da elementi nutritivi idonei a soddisfare le esigenze richieste nella dieta del lattante o del bambino. Il Regolamento Normativo interviene a disciplinare anche l'etichettatura del prodotto, stabilendo che nella confezione debba essere indicata con precisione l'età a partire dalla quale e fino alla quale l'alimento può essere utilizzato. Nello specifico il prodotto deve rivolgersi a bambini di età non inferiore ai 4 mesi e fino ai 36 mesi, indicando l'eventuale presenza di glutine, la dose di vitamine e minerali per cui è fissato un limite specifico ed il valore energetico.

Nell'ambito del baby food si presta particolare attenzione agli aspetti tossicologici. Per questo motivo vengono imposti dei limiti restrittivi per quanto riguarda i livelli di contaminanti ed è assolutamente vietata la presenza di organismi geneticamente modificati quali conservanti, edulcoranti e coloranti.

Il baby food si distingue in 3 categorie:

- Nella prima rientrano le formule per lattanti e quelle di proseguimento.

- Nella seconda tutti gli alimenti a base di cereali quali ad esempio la pastina, semolino di mais, tapioca e via di seguito.
- Nella terza categoria rientrano, invece, tutti gli altri elementi classificati come idonei al nutrimento della prima infanzia e per bambini (come ad esempio omogenizzati e merende varie).

Tuttavia, nonostante la rigidità della disposizione legislativa sulla qualità del prodotto e sulla commercializzazione, tra i consumatori si crea ancora tanta confusione.
Una delle domande più comuni tra i genitori che scelgono il metodo alternativo allo svezzamento tradizionale è: "Qual è il cibo buono e quale quello da evitare quando si inizia l'autosvezzamento?"
Negli ultimi anni pediatri e nutrizionisti favorevoli all'alimentazione complementare a richiesta, sostengono che il baby food più che una garanzia di qualità sia uno strumento pubblicitario a favore del mercato alimentare. Ciò che è davvero importante

nella scelta del cibo migliore per il bambino e che interviene in aiuto anche del genitore meno esperto in ambito nutrizionale, è quella di informarsi sulle caratteristiche qualitative di un alimento ed avere la capacità di identificarle attraverso l'etichettatura.

La risposta più scontata sulla tipologia di alimento da preferire sarebbe quella che il bambino può mangiare quasi tutto purché si tratti di cibo sano. Eppure la complessità di definire sano un determinato prodotto induce a spostare l'attenzione dal concetto di cibo sano a quello di corretta alimentazione. Poiché, secondo quanto stabilito dalla Commissione Europea, il cibo una volta messo in commercio è da considerarsi sicuro per tutta la popolazione, ne consegue che una dieta equilibrata e varia rappresenta e costituisce un modo sano di mangiare.

È utile ricordare che alla base di una corretta alimentazione:

- È fondamentale avere un rapporto positivo con il cibo.

- Non bisogna vivere il momento del pasto come un dovere o un obbligo.
- È importantissimo variare gli alimenti al fine di ottenere un apporto nutritivo congruo ed un'alimentazione bilanciata.

Nel primo anno di vita del bambino la sua capacità di crescita è alquanto veloce; variano i fabbisogni nutritivi e diventa necessario porre una certa attenzione ad alcune sostanze nutritive. In particolare è fondamentale fare in modo che attraverso l'alimentazione ci si assicuri che il bambino raggiunga il fabbisogno giornaliero consigliato. In questa fascia di età, il nutriente che presenta più difficoltà nel raggiungere il quantitativo necessario è il ferro. Nei primi mesi di vita il bambino riceve la quantità essenziale attraverso il latte materno, dopo questo periodo però il fabbisogno del piccolo aumenta ed è fondamentale integrarlo in qualche modo. Per garantire dunque al bambino un corretto apporto di ferro è necessario completarlo attraverso due pasti giornalieri e con elementi che lo contengono come cereali, legumi, carne di manzo o pollo, avocado, etc. La presenza del ferro è essenziale per favorire il processo di sviluppo della neurogenesi.

Un altro minerale basilare per una crescita adeguata e per rafforzare il sistema immunitario è lo zinco, anch'esso attraverso la somministrazione di cibi comuni.

Il bambino può mangiare tutto quello che mangiano i genitori solo se l'alimentazione familiare è sana, equilibrata ed idonea all'apporto nutrizionale infantile. È importante capire ed assecondare le esigenze del piccolo, così che il pasto possa rappresentare un momento di allegria ed armonia familiare. Se il bimbo preferisce mangiare con le mani è necessario ricordare che intorno agli 8-9 mesi non hanno ancora la capacità di presa a pinza, né quella di misurare la propria forza in relazione alla consistenza, pertanto è opportuno dare loro cibi un po' più morbidi.

Come prima cosa, dunque, tra gli alimenti da proporre al bimbo è fondamentale considerare la consistenza del cibo in modo che egli possa masticarlo anche senza dentini e fare attenzione alle dimensioni così che riesca a gestirlo con le sue piccole mani. Quando si inizia con l'autosvezzamento bisogna prestare particolare attenzione alle caratteristiche specifiche di ciascun alimento prima di proporlo al bambino. Alcuni di essi infatti potrebbero per forma o consistenza risultare più o meno sicuri.

Con i dovuti accorgimenti, cure ed attenzioni la "pericolosità" di qualche alimento potrebbe essere ovviata trasformando nella consistenza il punto a favore; ad esempio tagliare a piccoli pezzettini l'uva o i pomodorini; tagliare un pezzo più grande di mela piuttosto che dare uno spicchio; cuocere un alimento che è particolarmente duro. È insomma importante utilizzare il buon senso.

Nello specifico, tra i cibi sicuri con consistenza morbida che i bambini possono mangiare rientrano:

- Verdure cotte al vapore o bollite (come carota, zucca, broccoli). Per quanto riguarda la frutta e le verdure più solide è necessario tagliarle in modo adeguato, tipo a listarelle, così da permettere al bambino di poter assaggiare ciò che tiene tra le mani.

- Patata cotta al vapore o bollita.
- Particolari formati di pasta, tipo i fusilli, che grazie alla loro forma elicoidale trattiene il condimento e permette al bambino di afferrarlo bene;
- Carne sfilacciata in piccoli pezzi.
- Erbe aromatiche per insaporire.
- Pasta, pane, riso, miglio, farro secondo le abitudini familiari;
- Carne e pollame, pesce, uova, legumi, formaggio (senza esagerare e purché non sia pasta molle) per recuperare il necessario apporto proteico prestando attenzione a variare sempre l'alimento.
- Tra i grassi alimentari il più adatto all'alimentazione umana è l'olio extravergine di oliva; anche il burro di tanto in tanto può essere utilizzato per la colazione o la merenda.

- Infine anche la frittura sporadicamente può essere proposta purché non si tratti di cibo industriale ma solo di fritto casalingo e rigorosamente con olio extravergine di oliva.

Tra i cibi da evitare in generale troviamo:

- Tutti i cibi di piccolissime dimensioni, a forma sferica o tondeggiante o che in qualche modo presentano per consistenza o scivolosità un rischio più alto di soffocamento se viene ingerito (es: ciliegie, uva, piselli, pomodorini, melograno, mozzarelline). L'accorgimento da prendere nel caso in cui si decida si somministrare qualcuno di questi alimenti è quello di tagliarli in piccoli pezzi e togliere i noccioli.
- Tutti i cibi a forma cilindrica (es: salsicce, carote, wurstel) questi alimenti vanno tagliati a listarelle e mai offerti a rondelle.

- Tutti i cibi solidi che possono ostruire la gola (es: molliche di pane o gli gnocchi).
- Pasta ripiena (es: ravioli o tortellini).
- Alimenti con consistenza appiccicosa (es: nutella o burro di arachidi) questo alimento può essere proposto spalmandolo su una fetta di pane.
- Tutti gli alimenti che spezzandosi non perdono subito la consistenza e rimangono duri (es: biscotti secchi o cracker). Proporre questi cibi solo se sbriciolati o polverizzati.
- Frutta e verdura dura o filamentosa (es: sedano, finocchio, fagiolini, mela). La soluzione per farli assaggiare al piccolo è cuocerli o grattugiarli finemente.
- Carne e pesce (es: pollo e orata o similare). Devono necessariamente essere cotti attentamente, sfilettati in piccoli pezzi e privati di ossicini, filamenti e lische.
- Salumi (es: prosciutto) se non tagliati a piccoli pezzi.

- Legumi (es: piselli, lenticchie, e fagioli) se non cotti e privati della pellicina esterna.
- Formaggi a pasta molle (mozzarella) solo se tagliati in piccoli pezzi.
- Frutta secca, semi e cereali (es: noci, arachidi, semi di zucca, etc.) da somministrare solo polverizzati.

Ci sono poi altri alimenti a cui bisogna prestare attenzione per gli effetti che potrebbero causare:

- Il miele, perché ad esempio potrebbe contenere una tossina causa talvolta di botulismo infantile. Sarebbe opportuno evitare l'alimento anche in altre tipologie di cibo cotto o anche da forno.
- Il latte bovino che potrebbe impedire l'assorbimento del ferro.

Infine è il caso di ricordare in generale che è sempre opportuno limitare il sale, in quanto l'organismo del bambino non sarebbe in grado di smaltire grandi quantità di sodio.

Stesso discorso per gli zuccheri in generale, incluse bibite e bevande come succhi di frutta o similari.

Come prevenire allergie e intolleranze

Un altro fattore che provoca la preoccupazione dei neo genitori, nella fase dello svezzamento, è quello relativo alle allergie e alle intolleranze alimentari.

Se nell'ambito familiare uno dei genitori è allergico, il fattore ereditario aumenta il rischio di allergia di circa il doppio; se ad essere insofferenti nei confronti di particolari sostanze sono invece entrambi i genitori, il rischio diventa molto più elevato. Tuttavia, anche nel caso di bambini con alte probabilità di sviluppare allergie o intolleranza, è scientificamente dimostrato che l'assunzione di latte materno nei primi sei mesi di vita riduce notevolmente il rischio di incorrere in queste problematiche.

Il latte materno, infatti, contiene tra gli altri alcune sostanze naturali che non possono assolutamente essere riprodotte nel latte artificiale. Esso contiene proteine a sostegno della crescita e dello sviluppo, attivando il sistema immunitario, nonché lo sviluppo e la produzione di neuroni cerebrali.

Secondo alcuni studi scientifici condotti al riguardo, alcune di queste proteine aumentano nel corso della notte conciliando il sonno del piccolo. Il latte materno contiene inoltre numerosi enzimi che rafforzano le reazioni chimiche nel corpo, favorendone la digestione, l'assorbimento del ferro e sono determinanti per rafforzare il sistema immunitario. E ancora anticorpi, vitamine e minerali, ormoni, acidi grassi a catena lunga, oligosaccaridi e milioni di cellule vive, come le cellule staminali dotate della capacità di generare nuove cellule o di crearne di nuove, o i globuli bianchi fondamentali per consolidare il sistema immunitario. Una straordinaria caratteristica del latte materno è che la sua composizione si adegua spontaneamente nel tempo, adattandosi alla necessità del bambino.

Anche l'Organizzazione Mondiale della Sanità si è pronunciata a favore dell'allattamento facendone uno degli obiettivi fondamentali di salute pubblica a livello internazionale. L'insieme di tutte queste sostanze nutritive rendono dunque il latte materno una straordinaria barriera preventiva delle malattie allergiche.

Durante l'autosvezzamento, l'introduzione di nuovi cibi nell'alimentazione del bambino potrebbero determinare l'insorgere di allergie o intolleranze. Quando l'organismo, attraverso il sistema immunitario, percepisce o identifica una sostanza alimentare come nociva la sostanza allergizzante può scatenare nel corpo reazioni che si manifestano con problemi di varia natura e tali che qualsiasi organo potrebbe subire delle conseguenze. Le reazioni allergiche possono manifestarsi con sintomi lievi e di scarsa entità, oppure con sintomi gravi che possono talvolta causare anche lo shock anafilattico. Di solito le reazioni allergiche si pesentano in modo immediato e compaiono dopo pochi minuti dall'aver ingerito l'alimento considerato dannoso, ma non si esclude la possibilità che possano comparire anche fino a due ore dopo.

Le reazioni allergiche possono manifestarsi:

- A carico del sistema gastrointestinale attraverso dolori addominali, vomito o diarrea.
- Attraverso manifestazioni cutanee, come nel caso di eczema o dermatite con sintomi di arrossamento, gonfiore o prurito.
- I casi più gravi di reazioni allergiche riguardano lo shock anafilattico che coinvolgono, tra gli altri, anche il sistema di respirazione e quello cardiovascolare. Se non trattata tempestivamente questa particolare forma di reazione allergica può causare un effetto irreversibile come il decesso.

Se in una persona predisposta, un allergene entra in contatto con un organismo per la prima volta l'effetto è innocuo ma l'organismo produrrà anticorpi IgE che potrebbero rendere pericoloso un secondo contatto con lo stesso allergene.

Si tratta di anticorpi prodotti dal sistema immunitario in seguito ad un segnale percepito come minaccia. Pertanto, se l'allergene dovesse entrare nuovamente in contatto con l'organismo predisposto, ritroverà le immunoglobuline E. L'incontro sarà la causa di rilascio di notevoli quantità di istamina e di quelle sostanze chimiche denominate "mediatori dell'infiammazione", entrambi responsabili della grave reazione allergica che porta allo shock anafilattico. Sono più di 170 i cibi noti per essere causa di reazioni alimentari. Studi approfonditi in ambito di allergie alimentari sostengono che gli allergeni alimentari maggiormente responsabili sono: uova, pesce e molluschi, latte di mucca, arachidi, noci, soia e grano.

Quando si inizia l'auto svezzamento, dopo aver eventualmente verificato con il pediatra che il bambino non risulti essere a rischio di allergie alimentari, si può procedere ad introdurre nell'alimentazione i nuovi cibi potenzialmente allergenici uno per volta ed aspettare indicativamente uno o due giorni per introdurne di nuovi, così da controllare e valutare eventuali reazioni anomale.

Una reazione allergica rara ma severa, che potrebbe manifestarsi entro il primo anno di vita del bambino, riguarda la sindrome da enterocolite indotta da proteine alimentari. Contrariamente a quanto accade nelle classiche forme di allergie alimentari, dove i sintomi si manifestano entro pochi minuti dall'ingestione del cibo, questa particolare forma patologica si caratterizza per la comparsa del primo sintomo dopo circa due ore al quale seguono altri sintomi che potrebbero comparire anche dopo cinque o sei ore. Gli alimenti che solitamente vengono associati a questa alterazione funzionale dell'organismo sono: latte, cereali e soia. Ovviamente in casi del genere è sempre opportuno rivolgersi ad uno specialista ed evitare di prendere decisioni personali che potrebbero rivelarsi tanto pericolose quanto inadeguate. Evitare infatti di proporre un alimento che si ritiene responsabile della reazione allergica potrebbe significare eliminare senza un reale motivo un alimento dalla dieta del bambino.
Il genitore, attento e responsabile, deve invece collaborare fornendo al medico

quanti più dettagli possibili, sulle reazioni fisiche che si pensa possano essere scaturite dall'ingestione di determinati cibi. Se il pediatra o l'allergologo lo riterranno opportuno potrebbero consigliare ai genitori di eseguire particolari accertamenti al fine di avere una diagnosi. Tra gli accertamenti standard consigliati si riscontra in primo luogo il test della puntura cutanea: un esame diagnostico che viene spesso utilizzato per lo screening degli allergeni di origine alimentare, il cosiddetto Skin Prick test. Attraverso un piccolissimo ago che penetra leggermente all'interno dell'epidermide viene introdotta nel corpo una goccia di allergene da testare. Dopo un'osservazione di circa 15-30 minuti si controlla la reazione cutanea al Prick test.

Il risultato si considera positivo se, trascorso questo tempo, compare sulla cute un pomfo seguito da rossore e prurito. Se ritenuto necessario verrà anche consigliato di effettuare le analisi del sangue, per controllare l'eventuale presenza di anticorpi IgE e come il sistema immunitario risponde ad alcuni cibi.

Se test ed esami del sangue risultano entrambi positivi il bambino ha un'allergia alimentare. Al fine di includere nella dieta della prima infanzia gli alimenti che contengono allergeni è possibile distinguere tre fasi differenti:

- Se il bambino non presenta nessuna allergia, gli allergeni possono essere introdotti nell'ambito familiare insieme ad altri cibi a partire dai sei mesi.
- Se il bambino nei primi mesi di vita ha presentato un eczema di lieve entità, gli allergeni possono essere introdotti intorno ai sei mesi purché sia adeguatamente e periodicamente monitorato da un medico.
- Se invece il bambino ha manifestato un grave eczema ed è risultato positivo al Prick test, sarà il medico a consigliare e stabilire in che modo introdurre gli allergeni intorno ai quattro-sei mesi.

In tema di allergie è opportuno ricordare infine che tra i vari tipi di frutta a guscio che possono provocare maggiori reazioni allergiche ci sono le arachidi. In questo particolare momento della dieta del bambino è obbligatorio assicurarsi, tramite appositi test da effettuare con il pediatra, che l'alimento possa essere somministrato al piccolo senza alcun pericolo.

A questo punto è necessario specificare la differenza tra allergia alimentare ed intolleranza alimentare e malgrado alcuni sintomi possono essere molto simili, in realtà si tratta di due circostanze assai differenti.

Nel primo caso infatti, si tratta di una reazione del sistema immunitario nei confronti di alimenti erroneamente considerati nocivi dall'organismo. I sintomi che scaturiscono da un'allergia alimentare possono manifestarsi con un'intensità particolarmente variabile, che va da un'entità lieve come nel caso di una dermatite, fino a provocare il decesso nei casi più gravi (tipo lo shock anafilattico).

Per intolleranze alimentari, invece, si intende la difficoltà a digerire determinati alimenti. Le intolleranze pertanto non sono determinati da una reazione del sistema immunitario ma si caratterizzano per un complesso di sintomi legati al tratto digerente. Esse possono provocare fastidiosi disturbi come gonfiore di stomaco, crampi, nausea e vomito, diarrea o costipazione ma che in ogni caso non provocano gravi reazioni come nel caso dello shock anafilattico; in molti altri casi potrebbero accentuare l'intensificarsi di condizioni preesistenti come l'emicrania, l'intestino irritabile o l'orticaria. Infine è opportuno ricordare che le intolleranze non si rilevano attraverso i test allergologici. I fattori che determinano le intolleranze possono essere di diversa natura, come errate abitudini alimentari o assunzione prolungata di antibiotici e nella maggior parte dei casi è determinato dalla mancanza di un enzima digestivo.

Tra le intolleranze più comuni nella società in cui viviamo si riscontrano:

- L'intolleranza al lattosio: identifica un caso particolare rispetto alle intolleranze alimentari in generale e si manifesta quando si riscontra difficoltà a digerire lo zucchero contenuto nel latte. La causa è determinata da una scarsa presenza dell'enzima lattasi, necessario e fondamentale per la digestione del lattosio. L'intolleranza al lattosio può essere di origine genetica ed è tra le più diffuse nell'età della prima infanzia ma potrebbe anche manifestarsi in età adulta.

- La celiachia: conosciuta anche come intolleranza al glutine, è una malattia cronica che si manifesta quando il sistema immunitario reagisce nei confronti del glutine, allergene alimentare contenuto in alcuni cereali come il grano, l'orzo e il farro, infiammando il tratto intestinale. Anche la celiachia può essere di origine genetica.

- Sindrome orale allergica: si manifesta solitamente nei bambini con allergie ai pollini. Accade che, quando questi soggetti ingeriscono frutta o verdura fresca, il sistema immunitario scambia un particolare allergene definito "parallergene" con l'allergene molto simile già riscontrato nel polline e ciò fa si che il sistema immunitario scateni una reazione che si identifica appunto nella sindrome orale allergica. Questo particolare comportamento del sistema immunitario viene definito cross-reattività.

Ricette di pasti facili e veloci da preparare

Introdurre nuovi alimenti nella dieta del bambino equivale ad accompagnare il piccolo alla scoperta di nuovi gusti e sapori. A differenza dello svezzamento tradizionale che prevede pasti prestabiliti e regole ferree nella somministrazione, l'autosvezzamento offre al soggetto la possibilità di scegliere liberamente la tipologia di cibo e la quantità da ingerire. Ovviamente il bambino potrebbe manifestare preferenze per determinati cibi piuttosto che altri ed è proprio a questo scopo che interviene il genitore per educarlo alla scoperta di nuovi sapori e ad una dieta alimentare sana ed equilibrata.

Di seguito alcune ricette di pasti facili e veloci da preparare.

RICETTE PER BAMBINI DA 6 A 8 MESI

Zuppa di zucchine e patate

Si tratta di una zuppa semplice e veloce da preparare. Un ottimo compromesso per una ricetta sana, ottima per il primo assaggio del piccolo e adatta a tutta la famiglia.

Tempo di preparazione: 5 minuti
Tempo di cottura: 15 minuti

Ingredienti:

- 2 zucchine medie
- 2 patate medie
- 1 cucchiaino di olio extra vergine d'oliva
- 200 ml di latte
- trito di erbe aromatiche miste

Preparazione: mettere l'olio in un tegame ed aggiungere le patate e le zucchine fino a farle ammorbidire. Aggiungere il latte e portare ad ebollizione. Fare cuocere per circa 15 minuti a fuoco basso. Lasciare raffreddare il tutto e lavorare il preparato fino ad ottenere una consistenza omogenea.

Consigli: provare a servire al bambino una porzione di circa 40 gr della zuppa in una ciotola con un cucchiaio.

Purè di verdure dolci

Un piatto delizioso a base di radici. Una perfetta combinazione tra carote e patate dolci che porta il bambino alla scoperta di sapori dolci e gustosi.

Tempo di preparazione: 10 minuti
Tempo di cottura: 15 minuti

Ingredienti:

- 1 carota di media grandezza
- 1 patata dolce di media grandezza

Preparazione: prendere la carota pelarla e tritarla. Prendere la patata dolce sbucciarla e tritarla. Mettere l'acqua in una casseruola e portarla ad ebollizione senza aggiungere il sale. Inserire la carota e fare cuocere per circa 5 minuti. Aggiungere la patata dolce e fare cuocere per altri 10-15 minuti fino a quando sarà morbida. Scolare entrambe le verdure e schiacciarle con una forchetta. Continuare a mescolare fino ad ottenere la consistenza morbida e vellutata tipica del purè. Se il composto risulta troppo denso, aggiungere un po' di latte. Fare raffreddare e servire.

Polpettine di patate

Questo piatto è un ottimo antipasto per la famiglia ed un perfetto finger food per il piccolo che si approccia alla scoperta di nuovi sapori.

Tempo di preparazione: 10 minuti
Tempo di cottura: 20-30 minuti

Ingredienti:

- 2 patate dolci di media grandezza
- 200 gr di ceci sgocciolati
- 1 uovo
- 2 cucchiai di olio extra vergine di oliva

Preparazione: mettere l'acqua in una pentola e portarla ad ebollizione senza aggiungere il sale. Pelare le patate dolci e tagliarle grossolanamente. Buttarle nell'acqua bollente e farle cuocere per circa 15 minuti fino a quando non saranno morbide. Non appena cotte, spostare le patate in un apposito contenitore ed aggiungere i ceci. Mescolare il composto aggiungendo le uova. Prendere un po' di impasto con le mani appena inumidite e formare delle palline di dimensioni adeguate alle esigenze del bambino. Spennellare un po' di olio sulle polpette e mettere in forno preriscaldato a 180° per 15 minuti. Trasferire nel piatto e servire.

Miniburger di pollo e quinoa

Ingredienti:
- 15 gr di burro
- 400 gr di petto di pollo
- 1 uovo (opzionale)
- 50 gr di parmigiano grattugiato
- 95 gr di quinoa cotta
- 1 cucchiaio di olio extravergine di oliva
- trito di erbe aromatiche
- prezzemolo fresco tritato

Preparazione: mettere a scaldare il burro a fiamma bassa in una padella piccola. Nel frattempo frullare il pollo ed unire il trito misto di erbe aromatiche. Aggiungere al pollo, la quinoa ed il parmigiano grattugiato. Quando l'impasto è pronto, modellare con le mani provando a dare al composto una forma circolare. Adagiare i miniburger ottenuti su una teglia ricoperta da carta forno e cuocere per 30 minuti in forno preriscaldato a 180°. Fare raffreddare leggermente e servire.

Listarelle di verdurine al forno

Ingredienti:

- 500 gr di zucca rossa
- 500 gr di patate dolci
- 500 gr di carote
- 15 gr di burro
- parmigiano grattugiato q.b.

Preparazione: tagliare a listarelle la zucca rossa. Sbucciare le patate dolci e tagliarle a julienne. Pelare e tritare le carote. Preriscaldare il forno a 180°. Mettere a scaldare la dose di burro prevista in un tegame ed aggiungere tutte le verdure fino a farle appassire. Cuocere a fiamma bassa per qualche minuto. Aggiungere un po' di acqua calda fino a coprire le verdure e portare a lenta ebollizione. Una volta pronte, togliere le verdure dal fuoco e farle raffreddare un po'. Frullare il tutto fino ad ottenere una consistenza cremosa. Aggiungere un pizzico di formaggio ed amalgamare. Rimettere in pentola la purea di zucca, patate e carote e fare cuocere per qualche altro minuto. Versare il contenuto su una teglia ricoperta con carta forno e cospargere di formaggio. Cuocere per circa 15-20 minuti, fino a quando il composto non sarà dorato. Farlo raffreddare completamente. Tagliare a listarelle e servire.

Cimette di broccoletti cotti al vapore

La cottura al vapore permette di preservare al meglio il sapore e le caratteristiche nutrizionali di un alimento.

Tempo di preparazione: 5 minuti
Tempo di cottura: 8 minuti

Ingredienti:

- 200 gr di broccoli

Preparazione: pulire il broccoli eliminando le foglie esterne e sciacquare le cimette sotto un getto di acqua fredda. Portare ad ebollizione una pentola d'acqua non salata. Versare all'interno i pezzetti di broccoli e fare cuocere per circa 10 minuti, fino a quando non saranno morbidi. Farli raffreddare prima di servire.

Straccetti di pollo al limone

Per le sue caratteristiche nutrizionali il pollo è uno degli alimenti più facili da digerire, che si adatta facilmente ai palati più delicati come quello dei bambini. Una carne molto leggera e gustosa. Tenero e ricco di proteine è considerato un alimento perfetto per lo svezzamento del bambino.

Tempo di preparazione: 5 minuti
Tempo di cottura: 25 minuti

Ingredienti:

- 1 petto di pollo medio
- succo di limone fresco q.b.
- erbe aromatiche

Preparazione: tagliare il pollo a listarelle (le dimensioni devono essere tali da consentire al bambino di poterle afferrare in modo che, almeno una metà dell'alimento, sporga dalla parte superiore della sua manina). Disporre gli straccetti di petto di pollo su una teglia ricoperta da carta forno e cospargere sopra il succo di limone insaporito con le erbe aromatiche. Cuocere fino a cottura completa nel forno preriscaldato a 200° per 20 minuti. Servire caldo.

Polpette di tacchino, formaggio e broccoli

Ingredienti:

- 95 gr di quinoa
- 225 gr di acqua
- 250 g di tacchino macinato
- 1 ciuffetto di broccoli
- 35 gr di pane grattugiato
- 35 gr di formaggio grattugiato
- 2 uova
- 5 gr di foglie di basilico fresco tritato
- 5 gr di foglie di prezzemolo fresco tritato

Preparazione: sciacquare bene la quinoa sotto un getto di acqua corrente. In una pentola media portare ad ebollizione l'acqua non salata. Versare la quinoa,chiudere il coperchio e fare cuocere a fiamma bassa per 10 minuti. Una volta cotto l'alimento, spegnere il fuoco e farlo riposare per 4 minuti. Sgranare la quinoa con una forchetta e lasciarla raffreddare. Pulire i broccoli staccando le cime dal torsolo, tagliarli a pezzetti e cuocere a vapore per 5 minuti. Scolarli e lasciarli raffreddare. Sbattere le uova e riunire in una ciotola tutti gli ingredienti, compreso il basilico ed il prezzemolo. Con le mani inumidite formare delle polpettine della grandezza desiderata e disporle in una teglia rivestita con carta forno. Cuocere in forno preriscaldato a 180° per 15-20 minuti e girare a metà cottura.

Frittelle di zucca

Ingredienti:

- 40 gr di farina
- 1½ gr cucchiaino di bicarbonato di sodio
- 2 uova
- 100 gr di zucca
- 35 gr di formaggio grattugiato
- 1 cucchiaio di olio extra vergine d'oliva

Preparazione: in una terrina di grandezza media mescolare la farina ed il bicarbonato di sodio. Portare l'acqua ad ebollizione, pulire la zucca e versarla nell'acqua. Fare cuocere per 5 minuti. Una volta cotta la zucca, farla riposare qualche minuto e trasferire il tutto in un contenitore. Sbattere le 2 uova, aggiungere il formaggio e mescolare. Riscaldare l'olio extra vergine d'oliva in una padella grande. Prelevare un po' di impasto aiutandosi con un cucchiaio e formare delle palline. Mettere in padella la pastella di frittelle e fare cuocere a fiamma media, 5 minuti per lato. Trasferire su un piatto ed asciugare l'olio in eccesso. Servire calde.

Consigli: le frittelle possono essere insaporite con l'aggiunta di una manciata di erbette fresche tritate.

Pancake morbidi ai mirtilli

Ingredienti:

- 2 uova
- 1 cucchiaino di succo di limone fresco
- 3 gr di lievito in polvere
- 60 gr di farina
- 95 gr di mirtilli (preferibilmente freschi)
- 125 gr di ricotta
- ½ cucchiaino di estratto di vaniglia
- 60 ml di latte
- 15 gr di burro
- sciroppo di frutta

Preparazione: versare le uova in una ciotola di media grandezza ed iniziare a lavorarle con una frusta elettrica. Aggiungere la ricotta, il latte, il succo di limone, la vaniglia ed lievito in polvere. Aggiungere poco alla volta la farina e continuare a lavorare il composto fino a quando non diventa liscio e cremoso. Unire i mirtilli e mescolare delicatamente. Scaldare il burro in una padella antiaderente a fuoco medio. Prendere un mestolo, riempirlo e versare il contenuto nella padella. Cuocere il composto a fiamma media, 1 o 2 minuti per lato, fino a quando non risulterà dorato. Continuare allo stesso modo fino ad esaurire l'impasto. Completata la cottura dei pancake, versare lo sciroppo di frutta e servire.

Fusilli al pesto di zucchine

Ingredienti per una persona:

- 30 gr di pasta formato fusilli
- 20 gr di zucchina cotta a vapore
- 40 g di tofu compatto
- 5-6 foglie di basilico
- 1 cucchiaino di tahina
- 1 cucchiaino di olio di lino
- 1 cucchiaino di olio extravergine di oliva

Preparazione: prendere la zucchina, lavarla e pulirla privandola delle estremità; tagliarla grossolanamente e lessarla per qualche minuto. Frullare il basilico, il tofu, la tahina, la zucchina, l'olio extravergine di oliva e l'olio di lino. Mescolare fino ad ottenere una crema omogenea. Condire i fusilli con il pesto di zucchine e servire.

Farfalline con crema di broccoli e tahina

Ingredienti per una persona:

- 30 gr di stelline
- 40 gr di tofu compatto
- 1 ciuffetto di cimette di broccoli cotti a vapore
- 1 cucchiaino di tahina
- 1 cucchiaino di olio extravergine di oliva
- 1 cucchiaino di olio di lino

Preparazione: per preparare le farfalline con crema di broccoli e tahina iniziare portando a bollore una pentola di acqua non salata. Staccare dal broccolo un ciuffetto di cimette e buttarli nell'acqua bollente. Fare cuocere per 6-7 minuti. Frullare le cimette, la tahina ed il tofu fino ad ottenere un composto cremoso. Amalgamare le farfalline nel condimento (se necessario allungare con un po' di acqua di cottura). Trasferire nel piatto e servire.

Crocchette di pollo, quinoa e cavolfiore

Ingredienti:

- 500 gr di pollo tritato
- 45 gr di quinoa
- 30 gr di cavolfiore cotto
- 110 ml di acqua
- 65 gr di pane grattugiato
- 1 ciuffetto di prezzemolo fresco tritato
- 55 gr di formaggio grattugiato

Preparazione: mettere la quinoa in un tegame ed aggiungere l'acqua, posizionarla sul fuoco a fiamma bassa, chiudere il coperchio e avviare la cottura. Lasciare cuocere per circa 10 minuti, fino a quando la quinoa non diventa morbida, e mescolare di tanto in tanto. Dopo la cottura spegnere il fuoco e lasciare riposare per 5 minuti, senza togliere il coperchio. Passare la quinoa in una ciotola di media grandezza, unire il pollo tritato, il cavolfiore e mescolare. In un'altra ciotola mettere il pane grattugiato, il formaggio ed il prezzemolo tritato.

Preriscaldare il forno a 200° e rivestire una teglia con carta forno.

Aiutandosi con le mani formare delle palline delle dimensioni desiderate, passarle nel pangrattato ed appiattirle. Posizionarle sulla teglia ed infornare per 10-15 minuti fino a quando le pepite non saranno dorate.

Tortino di sogliola con patata e spinaci

Ingredienti:

- 2 patate piccole
- 500 gr di sogliola
- prezzemolo fresco tritato
- 20 gr di farina
- 120 ml di brodo vegetale
- 240 ml di latte
- 60 gr di spinaci preferibilmente freschi
- due cucchiai di burro

Preparazione: pulire il pesce e sfilettarlo. Pelare le patate e tagliarle a dadini. Portare l'acqua ad ebollizione ed aggiungere le patate ricordando di metterne un po' da parte. Sbollentare gli spinaci. Sciogliere metà del burro ed aggiungere la farina, il latte ed il brodo vegetale. Posizionare la fiamma a fuoco basso, mescolare continuamente con una frusta fino ad ebollizione. Aggiungere il pesce sfilettato ed il prezzemolo. Cuocere insieme per circa 5-

10 minuti e poi aggiungere gli spinaci. A questo punto il pesce dovrebbe aver raggiunto la giusta cottura. Comporre il tortino disponendo prima le patate poi il pesce alternando gli strati. Servire il piatto accompagnandolo con contorno di patate.

Filetti di salmone al forno

Ingredienti:

- 450 gr di salmone
- 1 cucchiaino di olio extra vergine d'oliva
- 1 cucchiaio di succo di limone fresco
- erbette aromatiche q. b.
- prezzemolo fresco tritato finemente q.b.

Preparazione: preriscaldare il forno a 100°. Tagliare il salmone ricavandone 3 filetti. Disporli su una teglia rivestita da carta forno e spennellare con un po' di olio extra vergine d'oliva. In una piccola ciotola, mescolare insieme l'olio, il succo di limone e le erbette aromatiche. Cuocere il salmone per 10-15 minuti, cospargere di prezzemolo tritato finemente e servire.

Conclusioni

Per i genitori che decidono di intraprendere il percorso dell'autosvezzamento, è fondamentale sostenere un'alimentazione sana ed equilibrata, che riduca la presenza di grassi, puntando prevalentemente sui benefici che solo una corretta alimentazione può garantire.

Una sana nutrizione associata ad un equilibrato modo di vivere, è una condizione fondamentale per la qualità della vita stessa. Uno stile alimentare corretto vale a rafforzare il sistema immunitario, a mantenere in forma il corpo nonché a garantire all'organismo l'energia necessaria. L'equilibrio alimentare pertanto non può basarsi su una scelta sporadica di cibi sani ma richiede una continuità costante. Per questo motivo educare il bambino ad una corretta nutrizione significherebbe aiutarlo in una crescita sana. In realtà è già a partire dall'età infantile che tra il neonato ed il concetto di sana alimentazione si stabilisce un particolare rapporto simbiotico.

Mantenere uno stile alimentare equilibrato nelle successive fasi di crescita del bambino, sarà determinante per uno sviluppo fisico sano. Come detto precedentemente non esiste un'età precisa in cui lo svezzamento può avere inizio. Nel rispetto dei tempi di ciascun bambino viene convenzionalmente indicato come periodo di inizio la fascia di età intorno ai sei mesi.

Nel momento in cui si effettua il passaggio da un'alimentazione esclusivamente liquida ad una che introduce anche il cibo solido è fondamentale non perdere mai di vista alcuni accorgimenti considerati essenziali.

Questo particolare momento infatti risulta molto delicato sia per il bambino che per la mamma. Nel primo caso perché è vero che le richieste nutrizionali del bambino variano ma di certo non possono essere uguali a quelle degli adulti. È opportuno, dunque, adeguare l'alimentazione alle esigenze del piccolo. Il secondo caso invece vede coinvolta la mamma, attraverso la responsabilità di continuare a nutrire al meglio il proprio bambino senza regole di svezzamento troppo rigide, che a volte risultano in contrasto con la naturale fisiologia del bambino o la preoccupazione che l'autosvezzamento, nell'adeguato valore nutrizionale, potrebbero portare la neo mamma verso la frustrazione. Il punto è che i bambini dovrebbero:

- Essere rispettati nei tempi, non costringendoli negli orari e non imponendogli i cibi che non vogliono mangiare. È importante imparare a rispettarli e fidarsi della loro capacità di autoregolarsi.
- Essere rispettati nelle loro necessità, facilitando ad esempio la presa dei cibi e se necessario modificandone la consistenza. Fino a circa 10-12 mesi infatti il bambino non avrà la presa a pinza, ma stringerà a pugno la manina. Proporre al bimbo cibi di una determinata lunghezza o consistenza, diventa inevitabile in quanto gli consentiranno di afferrare l'alimento e poterlo assaggiare.

- Essere accompagnati alla scoperta del cibo per adulti, sostenendo eventuali preferenze ed incoraggiandoli a nuovi alimenti.
- Essere abituati a nuovi gusti e a nuovi sapori genuini. Se il bambino rifiuta un particolare alimento, evitare di riproporlo a breve e lasciar passare invece un po' di tempo.
- Essere abituati a nuove consistenze.
- Altra condizione molto importante nell'auto svezzamento è quella di concepire il momento del pasto come momento di condivisione di gioia e di allegria e soprattutto condivisione dello stesso cibo.

Sarebbe opportuno recuperare le buone abitudini del passato e vivere serenamente il momento in cui si è seduti a tavola. È inoltre fondamentale variare la tipologia di cibo da proporre al bambino in modo da assicurare uno stile nutrizionale equilibrato e caratterizzato dall'apporto bilanciato dei vari nutrienti.

Nella fascia di età compresa tra i 9 ed i 12 mesi il bambino dovrebbe già avere avuto la possibilità di sperimentare un'ampia varietà di cibi e ciò comporterà da un lato l'assunzione equilibrata di vari nutrienti dall'apporto proteico a quello vitaminico passando dagli zuccheri e dai grassi, dall'altro abituerà gradualmente il bambino a consumare oltre al latte anche altri pasti avvicinandolo così allo stile alimentare dell'intera famiglia.

Dare al bambino la possibilità di scegliere e di conseguenza variare tra proteine, cereali, frutta e verdura, pone le basi per una crescita forte e sana.

In conclusione dunque, anche in riferimento a quanto già esposto nella parte introduttiva in merito all'esperimento della dottoressa Davis, si evince in primo luogo che attraverso l'autosvezzamento, concedere fiducia al bambino aiuta e sviluppa la sua capacità di autoregolarsi (i bambini infatti riescono a mangiare e ad apprezzare il cibo in modo più naturale).

In secondo luogo si evidenzia il delicato e fondamentale ruolo del genitore nell'accompagnare il bambino in questa delicata fase di scoperta e di crescita. Abituare fin da piccolo il figlio ad una sana alimentazione equivale ad educarlo a mangiare bene per tutta la vita.

Nella scelta di adottare una forma di alimentazione complementare a richiesta, vince il buon senso.